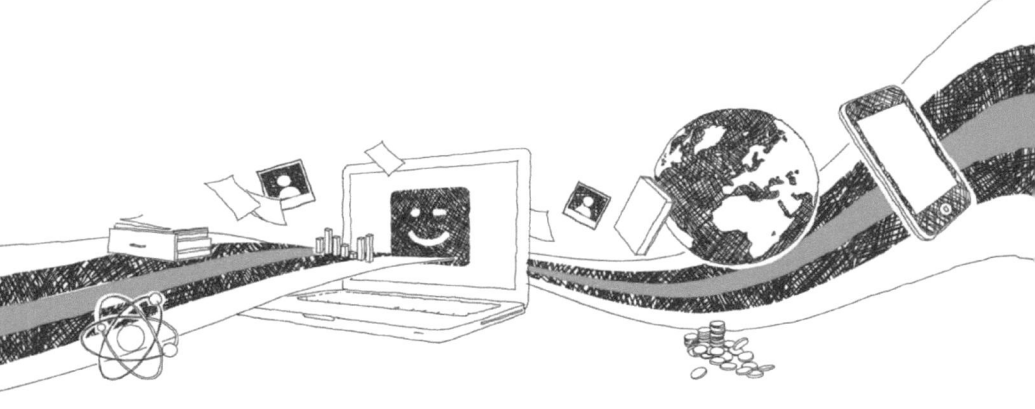
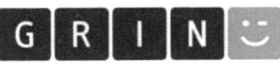

Martin Smollich

Einführung in die pharmazeutische instrumentelle Analytik

GRIN Verlag

Bibliografische Information der Deutschen Nationalbibliothek:

Die Deutsche Bibliothek verzeichnet diese Publikation in der Deutschen National-
bibliografie; detaillierte bibliografische Daten sind im Internet über http://dnb.d-
nb.de/ abrufbar.

Dieses Werk sowie alle darin enthaltenen einzelnen Beiträge und Abbildungen
sind urheberrechtlich geschützt. Jede Verwertung, die nicht ausdrücklich vom
Urheberrechtsschutz zugelassen ist, bedarf der vorherigen Zustimmung des Verla-
ges. Das gilt insbesondere für Vervielfältigungen, Bearbeitungen, Übersetzungen,
Mikroverfilmungen, Auswertungen durch Datenbanken und für die Einspeicherung
und Verarbeitung in elektronische Systeme. Alle Rechte, auch die des auszugsweisen
Nachdrucks, der fotomechanischen Wiedergabe (einschließlich Mikrokopie) sowie
der Auswertung durch Datenbanken oder ähnliche Einrichtungen, vorbehalten.

Impressum:

Copyright © 2007 GRIN Verlag GmbH
Druck und Bindung: Books on Demand GmbH, Norderstedt Germany
ISBN: 978-3-638-74217-7

GRIN - Your knowledge has value

Der GRIN Verlag publiziert seit 1998 wissenschaftliche Arbeiten von Studenten, Hochschullehrern und anderen Akademikern als eBook und gedrucktes Buch. Die Verlagswebsite www.grin.com ist die ideale Plattform zur Veröffentlichung von Hausarbeiten, Abschlussarbeiten, wissenschaftlichen Aufsätzen, Dissertationen und Fachbüchern.

Besuchen Sie uns im Internet:

http://www.grin.com/

http://www.facebook.com/grincom

http://www.twitter.com/grin_com

Einführung in die pharmazeutische instrumentelle Analytik

Von Martin Smollich

Inhalt

1. High Performance Liquid Chromatography (HPLC)

Die HPLC ist neben der Dünnschicht-Chromatographie (DC) und der Säulenchromatographie (SC) die wichtigste Form der Flüssigkeits-Chromatographie. Die Vorteile der HPLC sind insbesondere ihre im Vergleich zur Säulenchromatographie erhöhte Trennleistung und Empfindlichkeit sowie die verkürzte Analysendauer. Das Prinzip von Säulen-Chromatographie und HPLC ist identisch: Die Säule enthält die sog. Säulenpackung aus porösen Teilchen, und das Zwischenkornvolumen wird mit Fließmittel durchströmt. In den Hohlräumen der Partikel steht das Fließmittel. Die Verzögerung entsteht dadurch, dass die gegebene Substanz in der stationären Phase (in den Poren) länger verweilt als das Fließmittel. Die unterschiedliche Anziehungskraft der stationären Grenzfläche auf unterschiedliche Substanzen heißt Attraktion. Verschiedene Stoffe werden so nach unterschiedlichen Zeiten eluiert und können dann detektiert werden.

Voraussetzung für eine Trennung ist die reversible Adsorption (dynamisches Gleichgewicht mit Desorption), da sonst die Substanz die stationäre Phase nicht mehr verlassen könnte. Die stationäre Phase bewirkt auch auf die flüssige Phase eine Attraktion, die jedoch geringer sein muss als die Attraktion auf die gelösten Substanzen. Maß für die Attraktion des Fließmittels durch die stationäre Phase ist die Fließmittelstärke, nach der die Fließmittel in der eluotropen Reihe geordnet sind. Die „isokratische Elution" arbeiten mit einer konstanten Fließmittelgeschwindigkeit, die „Gradientenelution" dagegen mit einer Fließmittelzusammen-setzung, die sich während der Elution verändert. Dies hat oft den Vorteil einer reduzierten Trennzeit mit schmaleren und höheren Banden.

Aufbau der HPLC-Apparatur

Die Versorgungseinheit besteht aus dem Fließmittelreservoir, Pumpe und Filter und erzeugt den Fließmittelfluss durch die Säule. Als Dosiervorrichtung dient das Ventil mit Probenschleife: Die Schleife kann gefüllt werden, während das Fließmittel *direkt* auf die Säule geht. Danach kann die Schleife zwischen Pumpenausgang und Säule geschaltet werden, so dass die Probe vom Fließmittel mitgespült wird. Die Probe gelangt so auf die Trennsäule und anschließend in den Detektor, der aus verschiedenen Systemen bestehen kann und meist mit PC, Integrator oder Schreiber gekoppelt ist. Optional ist noch ein nachgeordnetes Fraktionierungssystem.

Auswertung mit UV/VIS-Detektoren

Die Auswertung mit UV/VIS-Detektoren beruht auf der Schwächung der Lichtintensität im Zweistrahl-Photometer (nach dem Lambert-Beerschen Gesetz): Der Probenstrahl wird beim Durchgang durch die Probe geschwächt, während der Referenzstrahl durch die Luft geht und den Lichtdetektor (Photozelle) so ungeschwächt erreicht._Bei Verwendung von UV-Detektoren muss die mobile Phase bei der entsprechenden, absorbierenden Wellenlänge der Probe vollständig durchlässig sein. Die qualitative Analyse beruht auf dem Vergleich der Retentionszeiten, die quantitative Analyse erfolgt durch Integration der Extinktions-Peakflächen, aus denen dann nach dem Lambert-Beerschen Gesetz die Konzentration bestimmt werden kann:

$$E = \log\frac{I_0}{I} = \varepsilon \cdot c \cdot d$$

E: Extinktion
ε : molarer Extinktionskoeffizient
c: Konzentration der Substanz
d: Lichtweg durch Probe (Küvettenlänge)

Da c und d konstant sind, ist die Extinktion der Konzentration direkt proportional.

Kalibrierung

Die Kalibrierung erfolgt durch Ermittlung der Peakfläche einer bekannten Konzentration.

a) Kalibrierung mit externem Standard

Es können sowohl eine als auch zwei Standart-Konzentrationen analysiert und die dazugehörige Fläche in ein Koordinatensystem eingetragen werden (1-Punkt-/2-Punkt-Kalibrierung). Eine Probe ist bereits ausreichend, da die Kalibriergerade zwingend durch den Nullpunkt geht:

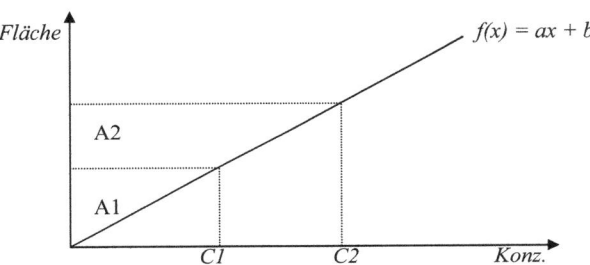

b) Kalibrierung mit internem Standard

Es wird nicht das Verhältnis Peakfläche A/Konzentration C bestimmt, sondern die Konzentrations- und Peakflächenverhältnisse der Probe zu denen des inneren Standards.

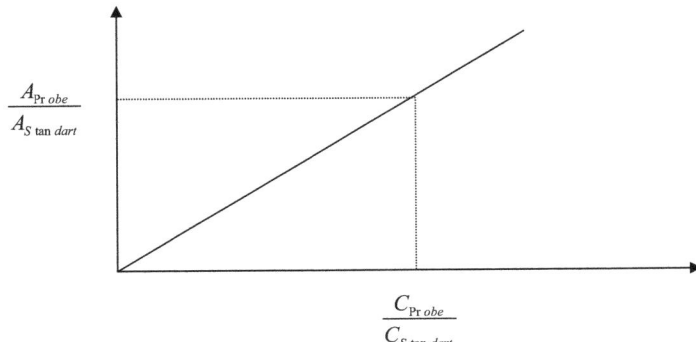

Der interne Standard muss jedoch einige Anforderungen erfüllen: Der entsprechende Peak muss an einer freien Stelle im Chromatogramm liegen, der Standard soll ähnliche chemische Eigenschaften wie die Probe haben, und die Konzentration des Standards soll in der gleichen Größenordnung liegen wie die Konzentration der Probe.

Sonderformen der HPLC

Je nach Phasensystem unterscheidet man verschiedene Sonderformen:

a) Adsorptions-Chromatographie
Mobile Phase: organisches Lösungsmittel. Stationäre Phase: Kieselgel oder Al_2O_3

b) Reversed-Phase-Chromatographie
Mobile Phase: Gemisch aus organischem Lösungsmittel und Wasser. Stationäre Phase: Silanisiertes Kieselgel (Reversed-Phase-Material). Die stationäre Phase ist unpolar, die mobile Phase ist polar („reverse"). Die Elutionsreihenfolge ist daher umgekehrt zu der der Adsorptions-Chromatographie: Zuerst werden die polaren, dann die unpolaren Substanzen eluiert.

c) Verteilungs-Chromatographie
Mobile Phase: organisches Lösungsmittel. Stationäre Phase: hydrophile oder lipophile Flüssigkeit. Die Probekomponenten werden zwischen zwei nicht mischbaren Flüssigkeiten verteilt. Die Probemoleküle werden von den Flüssigkeiten nicht adsorbiert, sondern gelöst.

d) Ionenaustauch-Chromatographie
Mobile Phase: Pufferlösung. Stationäre Phase: Ionenaustauscher (Packungen mit sauren (-SO_3H; -COOH) oder basischen Gruppen (-NH_3^+))

e) Affinitäts-Chromatographie
Mobile Phase: Pufferlösung. Stationäre Phase: Affinitätsträger mit spezifischen Liganden (meist biochemische Antigene)

2. Gas-Chromatographie (GC)

Voraussetzung für die Durchführbarkeit einer GC ist, dass die Probe gasförmig ist oder sich unzersetzt in den Gaszustand überführen lässt. Stoffe, die diese Bedingungen nicht erfüllen, können häufig durch Acylierung, Alkylierung oder Silylierung in verdampfbare Stoffe derivatisiert werden. Durch Umwandlung polarer Gruppen in unpolare oder weniger polare wird die Verdampfbarkeit so verbessert. Grundsätzlich sind zwei verschiedene Systeme möglich:

Adsorptionschromatographie (Gas-Fest-Chromatographie)
Die Adsorption der gasförmigen Substanz erfolgt an der Oberfläche fester Sorbentien.

Verteilungschromatographie (Gas-Flüssig-Chromatographie)
Die Verteilung der Substanz erfolgt zwischen Gasphase (mobil) und flüssiger Phase (stationär). Je mehr das Verteilungsgleichgewicht der Substanz auf der Seite der mobilen Phase liegt, desto kürzer ist die Nettoretentionszeit: Verbindungen mit hohem Dampfdruck und/oder niedriger Löslichkeit in der flüssigen (entsprechend stationären) Phase werden relativ früh eluiert. Als Trägergase werden vorwiegend verwendet: Stickstoff (Nachteil: hohe Viskosität); Argon; Helium (Nachteil: teuer); Wasserstoff (Nachteil: mögliche Hydrierung der Probe); Kohlendioxid.

Injektoren
Bei den Injektoren werden zwei verschiedene Systeme unterschieden:

a) Split-Injektion
Die eingegebene Probe wird geteilt (gesplittet): ein kleiner, definierter Teil gelangt auf die Säule, während der Überschuss abfließt. Der Vorteil ist hier, dass Überladungseffekte vermieden werden. Andererseits treten möglicherweise unerwünschte Diskrimierungseffekte auf: Bei Substanzgemischen mit stark unterschiedlichen Siedepunkten kann es dazu kommen, dass der Probenanteil, der auf die Säule gelangt, eine andere Zusammensetzung als der injizierte Anteil hat.

b) Splitlose Injektion
Bei der splitlosen Injektion gelangt die Probe vollständig auf die Probe, sodass Diskriminierungseffekte nicht auftreten können. Dafür muss die Gefahr der Säulenüberladung in Betracht gezogen werden.

Trennsäulen
a) Gepackte Säule: Länge: 0,5-3 m; Durchmesser: 2-4 mm
b) Kapillarsäule: Länge: 10-100 m; Durchmesser: 0,1-0,5 mm

Detektoren
a) Wärmeleitfähigkeits-Detektor (WLD)
Es existieren zwei Messzellen: Eine wird vom reinen Trägergas durchströmt, die andere vom Eluat der Säule (Trägergas + Probe). Die Temperatur in beiden Messzellen wird kontinuierlich durch einen stromdurchflossenen Draht gemessen: Sein Widerstand vergrößert sich proportional zur Temperatur. Die beiden Messdrähte in den beiden Zellen sind nun über eine abgeglichene Wheatston'sche Brücke gekoppelt: Ändert sich die Zusammensetzung des Eluats, so ändert sich auch die Temperatur. Die Brücke ist nun nicht mehr abgeglichen und es entsteht ein elektrisches Signal.

b) Flammenionisations-Detektor (FID)
Der FID ist nur für kohlenstoffhaltige Verbindungen geeignet. Das Eluat wird in eine Wasserstoff-Flamme geleitet, deren Ionisiation zwischen zwei Elektroden gemessen wird.

Der zwischen den beiden Elektroden fließende Strom ist den in der Flamme befindlichen Ionen proportional. Zusätzliche Ionen entstehen durch Flammenionisation von im Eluat mitgeführten, organischen Verbindungen. Um die Kammer des FID zu füllen, wird dem Eluat noch reines Trägergas („Make-up-Gas) zugesetzt.

3. Atomabsorptions-Spektroskopie (AAS)

Das Prinzip der AAS beruht auf dem Phänomen der sog. Resonanzabsorption in Gasen. Hierzu werden Anteile der Analysenlösung angesaugt und in eine Flamme gesprüht. Durch thermische Dissoziation werden freie Atome erzeugt, deren Elektronen sich im Grundzustand befinden (Atomdampf). Dieser Atomdampf wird mit dem Spektrum des zu bestimmenden Elementes durchstrahlt, das von einer Hohlkathodenlampe (HKL) erzeugt wird: die HKL enthält als Kathode dasselbe Element, das bestimmt werden soll. Dadurch wird in den Elektronen der Probe derselbe Elektronenübergang angeregt, dem die Strahlung entstammt. Der Anteil der emittierten Strahlung, der vom Atomdampf absorbiert wird, ist der Elementkonzentration proportional (Lambert-Beer'sche Gesetz für die Absorption):

$$A(\lambda) = \alpha(\lambda) \cdot c \cdot d$$

Dabei absorbieren die Atome des Dampfes ausschließlich die Wellenlänge, die von der Kathode emittiert wurde (Resonanzwellenlänge der Resonanzlinie), da ja die Resonanzwellenlänge für ein Element konstant ist. (Das heißt, ein Element emittiert bei Anregung genau die Wellenlänge, die ein anderes Atom desselben Elements zur Anregung benötigt.) Die Quantifizierung kann über zwei verschiedene Verfahren erfolgen:

Standard-Zumisch-Verfahren

a) In mehrere Kolben werden gleiche Volumina der Probelösung gefüllt.
b) Bis auf einen wird in alle Messkolben eine unterschiedliche Mengen von Referenzlösung zugegeben, sodass eine Lösungsreihe mit steigender Menge entsteht.
c) Alle Kolben werden mit Aqua bidest. auf ein definiertes Volumen aufgefüllt.
d) Analyse: Jede Lösung wird dreimal gemessen, und die jeweiligen Mittelwerte werden ins Koordinatensystem übernommen (y: Messwerte; x: Konzentration). Die erhaltene Gerade wird extrapoliert, bis sie die x-Achse schneidet. Der Abstand von Ursprung zum Schnittpunkt ergibt die unbekannte Konzentration.

Kalibrierkurven-Verfahren

a) Es werden Standard-Lösungen unterschiedlicher Konzentration hergestellt.
b) Nullpunkteinstellung der Extinktion durch Vernebelung von Aqua bidest.
c) Maximaler Ausschlag durch Vernebelung der konzentriertesten Lösung
d) Für jede Standard-Lösung werden drei Messungen durchgeführt; die Mittelwerte werden in Koordinatensystem gegen die Konzentration aufgetragen.
e) In gleicher Weise wird die Probe dreimal vermessen und ihre Konzentration von der Geraden abgelesen.
f) Die Richtigkeit wird durch Untersuchung mit Referenzlösung überprüft, deren Konzentration dem bei der Probe ermittelten Wert entspricht.

Die Gerade der Standard-Zumisch-Methode ist gegenüber der des Kalibrierkurven-Verfahrens um den Ordinatenabschnitt A parallelverschoben. Dieser Ordinatenwert entspricht dem Messwert der unbekannten Konzentration. Er würde aufgrund der Geraden 1 der Konzentration C entsprechen, die ja betragsgleich mit - C ist.

Aufbau der AAS-Apparatur

a) Hohlkathodenlampe (HKL)
Die Anode besteht aus Wolfram oder Nickel, das Kathodenmaterial ist identisch mit dem Probenelement. Beide, Anode und Kathode, befinden sich in einer druckreduzierten, mit Edelgas gefüllten Glasröhre. Anlegen der Spannung (ca. 400 V) bewirkt Ionisation des Füllgases. Es kommt zum Stromfluss (Glimmentladung): Die sich zur Kathode bewegenden Kationen schlagen Atome aus der Kathodenoberfläche (entsprechend Probenelement) heraus. Diese Atome werden angeregt und emittieren beim Rückfall in den Grundzustand die

Resonanzwellenlänge der Probe. Das emittierte Licht wird durch ein Quarzfenster in den Atomisierer gestrahlt.

b) Atomisierer (Brenner)

Funktion des Atomisierers ist die Erzeugung von Atomen in der Gasphase durch **thermische** Atomisierung: In der Flamme verdampft das Lösungsmittel Wasser und es bleiben feste, atomare Teilchen zurück (Nebenreaktionen: Bildung von Oxiden, Molekülen, Ionen, Radikalen, angeregten Atomen). Die Luft-Acetylen-Flamme des Brenners liefert Temperaturen bis 2500°C. Neben dem Brenner für thermische Atomisierung gibt es auch alternativ Graphitrohr-Küvetten für flammenlose AAS: In einem elektrisch beheizbaren Graphitrohr wird die Probe durch Erhitzen auf 2000-3000°C verdampft und atomisiert.

c) Monochromator, Photodetektor, Anzeigegerät

Der Monochromator selektiert aus dem auftreffenden Licht (Licht der Flamme sowie einiger von ihr zur Lichtemission angeregte Atome) die Wellenlänge der Resonanzlinie heraus und leitet sie auf den Photo-Detektor. Alle übrigen Wellenlängen des Spektrums werden ausgeblendet. Der Monochromator besteht aus Gittern, deren Qualität von Größe und Linienzahl abhängig ist. Der Detektor ist mit einem Anzeigegerät gekoppelt, das die Schwächung der Resonanzlinie dann optisch darstellt. Diese Schwächung der Resonanzlinie ist ein Maß für die Konzentration des zu bestimmenden Elements.

4. Atomemissions-Spektroskopie (Flammen-Photometrie)

Das Prinzip der Atomemissions-Spektroskopie besteht in der Spektralanalyse der Flamme: Die Probelösung wird in eine Flamme gesprüht und es kommt zur thermischen Atomisierung. Die Elektronen einiger dieser Atome werden thermisch angeregt und auf ein höheres Energieniveau gehoben. Beim Zurückfallen in den Grundzustand wird dann Licht emittiert, dessen Wellenlänge charakteristisch für das betreffende Element ist. Die Lichtmenge, photometrisch gemessen, ist der Konzentration des Elementes proportional.

Die Emission der Flamme gelangt in einen Photo-Muliplier (Sekundärelektronen-Vervielfacher SEV), dessen zylindrische Trommel Filter enthält, von denen jeder für eine spezifische Wellenlänge selektiv ist. Dieser durchgelassene Photostrom wird vom Galvanometer angezeigt. Der Photostrom ist der Lichtemission und damit der Anzahl der emittierenden Atome idealisiert proportional. Da jedoch Sekundärvorgänge in der Flamme zu Abweichungen führen, muss mit einer Eichkurve gearbeitet werden. Die Flammenphotometrie eignet sich besonders zur quantitativen Analyse von Natrium und Kalium.

Physikalische Grundlagen von Atomemission und -absorption

Atome können thermisch oder durch energiereiche Strahlung angeregt werden. Dabei werden eigentlich nicht die Atome an sich, sondern ihre Elektronen angeregt. Anregung von Elektronen bedeutet dabei Elektronenübergang. Unter „Elektronenübergang" versteht man den Übergang eines Elektrons vom Grundzustand in den angeregten Zustand.

Grundzustand: Elektron auf dem untersten zugänglichen Energieniveau (innere Schale)
Anregungszustand: Elektron auf einem energetisch höheren Energieniveau (äußere Schale)

Der Energiebetrag, der dem Elektron zugeführt werden muss, damit es entgegen elektrostatischer Anziehungskraft durch den Kern in ein höheres Energieniveau gelangen kann, wird wieder frei, wenn das Elektron in den Grundzustand zurückfällt. Dieser definierte Energiebetrag wird in Form eines Lichtquants (Photon) emittiert. Nach der Zeit, die das Elektron im angeregten Zustand verbringt (Relaxing Time) unterscheidet man zwischen zwei Arten von Lichtemission:

$t^* < 10^{-8}$ s   => Fluoreszenz
$t^* > 1$ s   => Posphoreszenz

Der Energiebetrag und damit die Frequenz des emittierten Photons ergeben sich aus der Differenz der Energien des höheren und niedrigeren Energiezustandes. Aus der Wellenlänge ($1/v$) des Photons kann damit auf den Übergang geschlossen werden. Wird das von angeregten Atomen emittierte Licht durch ein Prisma geleitet, kommt es zur Dispersion (Wellenlängenabhängigkeit der Brechung): man erhält eine bestimmte Anzahl farbiger, scharf begrenzter Linien (Linienspektrum). Treten neben der elektronischen Anregung noch Änderungen der Schwingungszustände der angeregten Atome auf, so kommt es zu einer verbreiterten Linie (Bandenspektrum). Jede der Wellenlängen der Linien stammt aus einem bestimmten Elektronenübergang und steht so mit der beim Übergang freiwerdenden Energie in Zusammenhang. Aus der Wellenlänge kann mit der Planck-Beziehung die Energie des Elektronenübergangs berechnet werden:

$$\Delta E = h \cdot v \quad \text{(mit } \Delta E = E_{n2} - E_{n1})$$

a) Lyman-Serie *(UV-Bereich)*
Übergänge von höheren Bahnen auf die Bahn $n = 1$

b) Balmer-Serie *(sichtbarer Bereich)*
Übergänge von höheren Bahnen auf die Bahn $n = 2$
Jede Linie der Balmer-Serie entspricht einem bestimmten Bahnübergang:
- rot (650 nm): $n_3 => n_2$

- blau (480 nm): $n_4 => n_2$
- violett (400 nm): $n_5 => n_2$

Je höher die Niveau-Differenz, desto höher ist auch die Energie der freiwerdenden Photonen. Dies ist vor dem physikalischen Hintergrund einleuchtend, denn es wird ja auch mehr Energie benötigt, um ein Elektron von n_2 auf n_5 als auf n_3 anzuheben. Da die Schalenabstände nach außen hin immer kleiner werden, muss für einen $[n_1 => n_2]$-Übergang auch mehr Energie aufgewandt werden als für einen $[n_2 => n_3]$-Übergang. Deshalb liegt die Lyman-Serie auch im energiereichen UV-Bereich.

c) Paschen-Serie *(IR-Bereich)*
Übergänge von höheren Bahnen auf die Bahn n = 3

Brenngas und Einfluss der Flammentemperatur
Als Brenngas wird ein Acetylen-Druckluft-Gemisch verwendet. Hierdurch werden Brenntemperaturen von 2400°C (für Luft) bzw. 3100°C (für reinen Sauerstoff) erreicht. Den Einfluss der Flammentemperatur auf die Intensität der Lichtemission beschreibt die Boltzmann-Gleichung (gilt ebenso für die Atomabsorption):

$$\alpha = \frac{N*}{N_0} = g \cdot e^{-\frac{E_a}{k \cdot T}}$$

α:	Verhältniszahl
$N*$:	Zahl der angeregten Atome
N_0:	Zahl der Atome in Grundzustand
g:	statistischer Faktor
E_a:	Anregungsenergie
k:	Boltzmann-Konstante
T:	Temperatur [K]

Die Zahl der angeregten Atome steigt zunächst mit der Temperatur an. Ab einer bestimmten Temperatur bilden sich verstärkt Ionen, so dass weniger Atome vorhanden sind, die angeregt werden können. Hier schwächt sich das Verhältnis angeregte/nicht angeregte Atome ab. Bei weiterer Temperaturzunahme jedoch werden auch die Ionen angeregt, und ab hier überlagert das Spektrum der Ionenanregung das der Atomanregung.

5. Polarographie

Die Polarographie stellt einen Spezialfall der Voltammetrie (Volt-Ampere-Metrie) dar: Bei der Voltammetrie ändert man die an einem elektrolytischen System anliegende Stromstärke I und misst dann die zeitliche Änderung der Spannung U. Als Ergebnis erhält man somit immer Strom-Spannungs-Kurven. Dazu kann man zwei stationäre Elektroden verwenden (Voltammetrie i.e.S.) oder als Kathode eine sich regenerierende Quecksilber-Tropfenelektrode (Dropping Mercury Electrode, DME). Letzteres Verfahren nennt man dann Polarographie. Vorteil der sich regenerierenden Kathode ist, dass sich hier keine zum entsprechenden Element reduzierten Kationen abscheiden.

> Kathode: Quecksilber-Tropfenelektrode
> Anode: Ag/AgCl-Elektrode

An beide Elektroden wird steigende Spannung angelegt. Die Kationen der Probe lagern sich an den Hg-Tropfen (Kathode) und werden von dessen Elektronen zum Element reduziert. Die durch die Kationen aufgenommenen Elektronen werden von der Anode „nachgesaugt" und es entsteht ein Stromfluss. Strom beginnt jedoch erst zu fließen, wenn die Spannung U den Wert der Zersetzungsspannung U_{zer} erreicht hat, die die Reduktion eines in der Lösung befindlichen Kations an der Kathode ermöglicht. Solche Kationen können z.B. sein: Zn^{2+}, Cu^{2+}, Cd^{2+}. Jeder fallende Hg-Tropfen verursacht einen kleinen Zacken im Polarogramm. Ursache ist, dass die Stromstärke während der Lebensdauer eines Tropfens nicht konstant ist: Die Stromstärke nimmt mit der Größe (Oberfläche) des Tropfens logischerweise zu.

Qualitative Analyse

Die Spannung, bei der ein am Amperemeter (Galvanometer) zu messender Strom zu fließen beginnt, ist gleich der Zersetzungsspannung U_{zer} der gelösten Teilchen und damit von der Art der gelösten Stoffes abhängig (Stoffspezifität von U_{zer}). Ihre Bestimmung ermöglicht also theoretisch die qualitative Bestimmung. U_{zer} entspricht rechnerisch der Spannung, die mindestens so groß sein muss wie die Spannung, die ein galvanisches Element der betreffenden Stoffe liefern würde. U_{zer} ergibt sich damit aus der Differenz der Redoxpotentiale. Unterhalb von U_{zer} liefert die Zelle eine der äußeren Spannung entgegengerichtete Spannung. Da U_{zer} jedoch nicht nur von der *Art* eines Stoffes, sondern auch von seiner *Konzentration* abhängig ist, eignet sich dieses Verfahren nicht besonders gut. Deshalb zieht man das Halbstufenpotential $U_{0.5}$ zur Identifizierung heran: Das Halbstufenpotential $U_{0.5}$ ist die Spannung, bei der die Stromstärke gleich dem halben Diffusionsgrenzstrom I_D ist. Es entspricht mathematisch dem Wendepunkt der Kurve. Je schwerer ein Stoff zu reduzieren ist, umso mehr rechts im Polarogramm liegt seine Stufe. Das Halbstufenpotential ist somit nicht konzentrationsabhängig.

Quantitative Analyse

Nach Erreichen der Zersetzungsspannung U_{zer} bewirkt eine weitere Erhöhung der Spannung zunächst eine entsprechende Erhöhung der Stromstärke. Sobald sich die Ionen jedoch so schnell bewegen, dass die Elektroden mit ihnen gesättigt sind (die Zahl der Ionen an der Elektrode also nicht mehr den limitierenden Faktor für die Umsetzung darstellt), nimmt die Stromstärke trotz steigender Spannung nicht mehr zu. Dieser nunmehr konstante Strom an der Hg-Kathode heißt Diffusionsgrenzstrom I_D. Er ist der Konzentration der umgesetzten Teilchen proportional und ermöglicht so die quantitative Bestimmung.

Jeder Reduktionsvorgang wird durch einen Stromanstieg, eine sog. Stufe, angezeigt. Der Grundstrom bezeichnet den vor einer Stufe fließenden Strom, der Diffusionsgrenzstrom den hinter einer Stufe fließende Strom. Die Stufenhöhe ergibt sich somit aus dem Höhenunterschied zwischen Grund- und Diffusionsgrenzstrom und stellt ein Maß für die Konzentration des reduzierbaren Stoffes dar. Ab einer Spannung von -2 Volt beginnt die Reduktion des Leitelektrolyten KCl. Die Stufenhöhe ist abhängig von der Konzentration des reduzieren Stoffes, der Zahl der übertragenen Ladungen, der Galvanometerempfindlichkeit sowie dem Diffusionskoeffizientes des Stoffes, und damit auch von Temperatur, Tropfengröße usw.

Der Zusammenhang zwischen Diffusionsgrenzstrom I_D und Stoffkonzentration c ergibt sich aus der Ilcovic-Gleichung:

$$I_D = k \; c \qquad k \; = \text{Ilcovic-Konstante} \; = 607 \cdot z \cdot D^{\frac{1}{2}} \cdot m^{\frac{2}{3}} \cdot t^{\frac{1}{6}}$$

z: Zahl der übertragenen Elektronen

$D^{\frac{1}{2}}$:   Diffusionskoeffizient des Kations [cm²/s]

$m^{\frac{2}{3}}$:   Massenfluss des Hg [mg/s]

$t^{\frac{1}{6}}$:   Zeit zwischen zwei Tropfen [s]

6. UV-VIS-Spektrometrie

Bei der Quantifizierungsmethode der UV-VIS-Spektrometrie werden die Valenzelektronen der Probe werden durch monochromatisches Licht (Licht einer definierten Wellenlänge) angeregt. Der dabei absorbierte Anteil des eingestrahlten Lichts wird gemessen. Um das Absorptionsspektrum eines Moleküls zu bestimmen, wird es mit Licht abnehmender Wellenlänge durchstrahlt und die jeweilige Absorption registriert. Es werden die Wellenlängen absorbiert, deren Energie mit den Energiedifferenzen zwischen Grund- und Anregungszustand übereinstimmt. Den Wellenlängen, bei denen die Absorption durch die jeweilige Substanz am größten ist, wird der Begriff „Absorptionsmaximum" zugeordnet. Die verschiedenen Arten von Valenzelektronen gehen bei Anregung durch Absorption in unterschiedliche, anti-bindende Orbitale über:

bindende σ-Elektronen => anti-bindendes σ^*-Orbital
bindende π-Elektronen => anti-bindendes π^*-Orbital
freie n-Elektronen => anti-bindendes σ^*-Orbital _ODER_
  anti-bindendes π^*-Orbital

σ-Elektronen werden erst durch kurzwelliges UV-Licht (150 nm) angeregt. Verbindungen, die nur auschließlich aus σ-Elektronen aufgebaut sind (z.B. Alkane), kommen deshalb für die UV-VIS-Spektrometrie nicht in Frage.

π-Elektronen sind leicht anregbar, besonders wenn Mehrfachbindungen konjugiert vorliegen. Das Absorptionsmaximum konjugierter Polyene ist mit zunehmender Zahl der Doppelbindungen zu längeren Wellenlängen verschoben (Rotverschiebung). Das zu erwartende Absorptionsmaximum lässt sich aus der Zahl der konjugierten Doppelbindungen mit der Dienregel nach Woodward berechnen:

Alkene: $\lambda_{max} = 134\sqrt{n} + 31$

Alkine: $\lambda_{max} = 171\sqrt{n} + 1$ (mit n = Zahl der Doppel-/Dreifachbindungen)

Bestimmt werden entweder die Transmission T oder der reziproke Wert, die Absorption A.

Da zwischen Absorption und Intensität ein logarithmischer Zusammenhang besteht, nimmt die Lichtintensität beim Durchgang exponentiell ab. Aus der Absorption kann dann mit dem Lambert-Beer'schen Gesetz zur Grundlage die Konzentration des zu bestimmenden Stoffes ermittelt werden.

$$A(\lambda) = \frac{I_0}{I} = \varepsilon(\lambda)\,c\,d \qquad [\varepsilon] = 1 \cdot mol^{-1} \cdot cm^{-1}$$

Einfluss des pH-Wertes auf das Absorptionsspektrum

Durch Protonierung kann es über Mesomerieeffekte zu einer Verschiebung des Absorptionsmaximums kommen. Die bathochrome Verschiebung bezeichnet dabei die Verschiebung des Absorptionsmaximums in längerwellige Bereiche, die hypsochrome Verschiebung die Verschiebung des Absorptionsmaximums in kürzerwellige Bereiche. Der isosbestischer Punkt bezeichnet dabei jenen Punkt, in dem sich die Spektren von protonierter/deprotonierter Form schneiden. Alle Spektren einer Substanz bei verschienden pH-Werten schneiden sich im isosbestischen Punkt. Die entsprechende Wellenlänge ist charakteristisch für das chemische Gleichgewicht und kann der Identifizierung dienen.

7. Fluorimetrie

Die Fluorimetrie macht sich als analytische Methode die charakteristischen Fluoreszenz-Erscheinungen von Verbindungen zunutze. Dabei werden zwei grundsätzliche Arten von Fluorometrie unterschieden: Die Fluoreszenz-Spektralanalyse besteht in der qualitativen Analyse durch Aufnahme von Fluoreszenz-Spektren, die Fluoro-Photometrie beruht auf der quantitativen Analyse durch Messung der Fluoreszenz-Intensitäten. Dabei stellt die Strahlung der angeregten Stoffe den Ausnahmefall dar: In der Mehrzahl gibt ein angeregtes Atom die durch Bestrahlung aufgenommene Energie durch Zusammenstöße mit Nachbarmolekülen in Form von Wärme ab (strahlenlose Inaktivierung).

Nach der physikalischen Art der Anregung unterscheidet man zwischen Radiolumineszenz, Thermolumineszenz, Chemolumineszenz, Biolumineszenz. Nach der Art der abgegebenen Strahlung unterscheidet man zwischen Phosphoreszenz mit einer Abklingzeit im Minutenbereich und einer Spin-Umkehr (Singulett-Triplett-Singulett) und Fluoreszenz mit einer Abklingzeit von 10^{-8} bis 10^{-4} Sekunden und keiner Spin-Umkehr. Nach dem Stokes-Gesetz erfordert die Anregung der Elektronen mehr Energie, als bei der Fluoreszenz in Form von Strahlung wieder frei wird; hierdurch ist das emittierte Licht langwelliger (d.h. energieärmer) als das absorbierte.

Allgemein tritt Fluoreszenz bei Molekülen auf, die eine Starrheit in der Konstitution aufweisen, dies sind zumeist aromatische Systeme, konjugierte Polyene, Carbonyle und kondensierte Heterocyclen. Der typische Elektronen-Übergang der Fluoreszenz-Anregung ist der $(\pi \rightarrow \pi^*)$-Übergang, der $(n \rightarrow \pi^*)$-Übergang ist seltener. Der für die Fluoreszenz verantwortliche Teil eines Moleküls heißt Fluorophor.

Theorie der Fluoreszenz

Wie im Jablonski-Schema gezeigt, können Grundzustand (S_0) und Anregungszustand (S_1 bis S_x) jeweils in verschied. Schwingungsniveaus v unterteilt werden (v = 0, v = 1; v = 2 usw.).

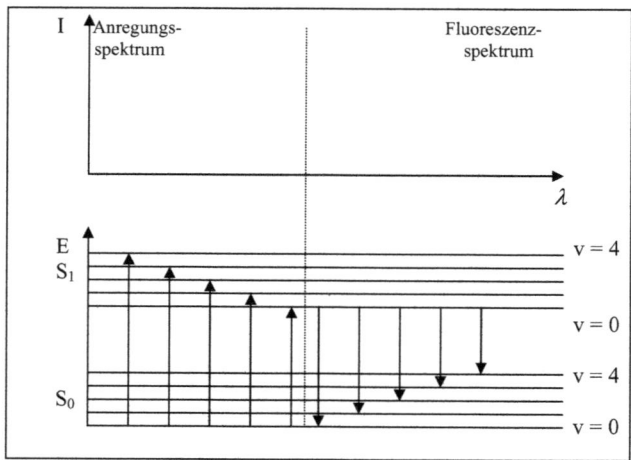

Bei fluoreszierenden Molekülen erfolgt die Rückkehr vom Anregungszustand in den Grundzustand unter Strahlung. Bei Raumtemperatur befinden sich alle Elektornen in S_0 (v = 0). Je nach absorbierter Wellenlänge werden die Elektronen in unterschiedlich hohe Niveaus des Anregungszustandes gehoben. Nach einem bestimmten Mechanismus fallen sie von hier wieder zurück in den Grundzustand.

Die in verschiedenen Niveaus von S_1 befindlichen Elektronen fallen zunächst alle strahlungslos auf das unterste Niveau von S_1, nämlich $v = 0$. Von hier fallen sie unter Fluoreszenz in den Grundzustand S_0 zurück. Die Elektronen fallen jedoch nicht immer in S_0 ($v = 0$) zurück, sondern in das Niveau des Grundzustandes, das dem Niveau des Anregungszustandes entspricht: Wird z.B. ein Elektron von S_0 ($v = 0$) nach S_1 ($v = 3$) angeregt, fällt es zunächst in S_1 ($v = 0$) und von hier in S_0 ($v = \underline{3}$).

Aus diesem Mechanismus folgt auch das Stokes'sche Gesetz (s.u.), denn die strahlungslos zurückgelegte Strecke im Anregungszustand von ($v = x$) zu ($v = 0$) entspricht genau der Energiedifferenz zwischen Anregungs- und Emissionsspektrum. Einzige Ausnahme (d.h. Energieaufnahme = Energieabgabe) ist der Übergang von S_0 ($v = 0$) nach S_x ($v = 0$), da das angeregte Elektron hier nicht mehr zwischen Niveaus des Anregungszustandes springen muss. Die Wellenlänge dieses Übergangs befindet sich genau in der Symmetrieebene zwischen Anregungs- und Emissionsspektrum.

Somit ergibt sich ebenfalls, dass den niedrigen, energiereichen Absorptions-Wellenlängen im Jablonski-Schema die höchsten, energieärmsten Emissions-Wellenlängen entsprechen, weil für den Übergang (S_0 / $v = 0$) $\rightarrow$ (S_1 / $v = \underline{4}$) sehr viel Energie nötig ist, beim emittierenden Rückfall (S_1 / $v = 0$) $\rightarrow$ (S_0 / $v = \underline{4}$) nur sehr wenig Energie frei wird. Beim energiearmen Übergang (S_0 / $v = 0$) $\rightarrow$ (S_1 / $v = 1$) wird dagegen wenig Energie benötigt, beim entsprechenden Rückfall (S_1 / $v = 0$) $\rightarrow$ (S_0 / $v = 1$) wird dafür aber relativ viel Energie frei.

Quantifizierung
Die Quantifizierung erfolgt in drei Schritten.
a) Bestimmung der optimalen Emissionswellenlänge der Probe. Dazu wird von der 100%igen Bezugslösung der Substanz ein Emissionsspektrum erstellt.
b) Gehaltsbestimmung durch Bezugskurve
c) Auswertung: Die Fluoreszenz-Intensität der Probe I_x verhält sich zur Fluoreszenz-Intensität des Vergleichs I_V wie die Konzentration der Probe c_x zur Konzentration des Vergleichs c_V.

$$\frac{I_x}{I_V} = \frac{c_x}{c_V}$$

8. Infrarot-Spektrometrie (IR)

Die Infrarot-Spektrometrie beruht auf dem Prinzip der Identifizierung von funktionellen Gruppen und Substanzen durch deren charakteristische Schwingungen nach IR-Anregung. Durch Absorption von Strahlung im IR-Bereich kommt es zu mechanischen Schwingungen innerhalb von Molekülen. Identifizierung von funktionellen Gruppen erfolgt durch Anregung charakteristischer Schwingungen, Identifizierung von Substanzen durch summarische Schwingung aller enthaltenen funktionellen Gruppen, Die quantitative Analyse mittel Infrarot-Spektrometrie dagegen ist nicht üblich. Ein Teilgebiet der Infrarot-Spektrometrie ist die sog. Raman-Spektroskopie; hierbei findet die Messung der Molekülschwingungen in Form von Emissionsspektren statt (Streuung der emittierten Strahlung durch den Tyndahl-Effekt).

Es werden verschiedene Arten der Schwingung unterschieden:
a) Valenzschwingung (Streck-Schwingung): Es kommt zur Änderung der Bindungslänge; Vorkommen symmetrisch oder anti-symmetrisch
b) Deformationsschwingung: Hierbei tritt eine Änderung des Bindungswinkels auf. Ebene Deformationsschwingungen können als Spreiz- oder Pendelschwingungen, nicht-ebene als Torsions- oder Kippschwingungen auftreten.

Die Anregung von Valenzschwingungen erfordert mehr Energie als die von Deformations-Schwingungen, und die Molekülschwingung ist abhängig von der Bindungsstärke und der Masse der Atome. IR-aktiv sind Moleküle, deren Schwingung das Dipolmoment μ beeinflusst. Im Spektrum erscheint dann eine Absorptionsbande, deren Frequenz mit der Molekülfrequenz übereinstimmt. Im IR-Spektrum werden für die Identifizierung zwei Bereich unterschieden: Einerseits der Fingerprint-Bereich bei 1000 - 1600 cm^{-1}, andererseits der Bereich der Gruppenfrequenzen bei >1600 cm^{-1}, der lokalisierte und ungekoppelte Schwingungen funktioneller Gruppen widerspiegelt. Die durch IR-Strahlung angeregten Moleküle fungieren als Oszillatoren, wobei zwischen harmonischen und anharmonischen Oszillatoren differenziert werden muss.

Harmonischer Oszillator

Für den harmonischen Oszillator gilt, dass
a) die Auslenkung der Kraft proportional ist
b) die rücktreibende Kraft der Auslenkung proportional ist (Hooke'sches Gesetz)
c) die Schwingung der Schwingungsgleichung folgt

$$x(t) = x_0 \cdot \cos(2\pi \cdot \nu \cdot t)$$

$x(t)$: Auslenkung zum Zeitpunkt t
x_0. max. Dehnung (Amplitude)
ν: Frequenz (Schwingungen pro Sekunde)

Die Schwingungsgleichung liefert eine somit eine Cosinus-Kurve. Für die Schwingungsfrequenz harmonischer Oszillatoren gilt:

$$\nu = \frac{1}{2\pi} \sqrt{\frac{k}{m}}$$

Das heißt, die Frequenz und Periodendauer hängen allein von Masse und Federkonstante, nicht jedoch von der Amplitude ab. Daraus ergibt sich für die Lage der IR-Banden: Die Schwingungsfrequenz ist umso höher, je fester die Bindung (entspr. der Federkonstante) und je kleiner die Masse der Atome ist. Für die Wellenzahl einer IR-Bande gilt daher annähernd:

$$\nu \approx \sqrt{\frac{Bindungsstärke}{Atommasse}}$$

Daraus folgt, dass die Lage des IR-Absorptionsmaximums charakteristisch für den chemischen Bau der Gruppe ist.

Anharmonischer Oszillator
Reale Moleküle weichen jedoch vom Modell des harmonischen Oszillators ab, denn die chemische Bindung nur begrenzt dehnbar und die Stauchung über die Ruhelage hinaus erfordert überproportional viel Energie. Außerdem ist zu beachten, dass der Oszillator nicht nur durch die Resonanzfrequenz zur Schwingung angeregt (Grundschwingung) wird, sondern auch durch ganze Vielfache davon (Oberschwingung). Da die schwingungsfähigen Gruppen nicht isoliert, sondern gekoppelt vorliegen, tritt darüber hinaus eine Verschiebung des Absorptionsmaximums auf (gekoppelte Oszillatoren).

Messung
Das Licht der IR-Strahlenquelle wird geteilt, wobei ein Strahl durch die Probe läuft, während der andere den Background liefert. Hinter (!) der Küvette werden die Strahlen spektral zerlegt und es wird die Transmission in Abhängigkeit von der Wellenlänge bestimmt. Die Transmissionsbestimmung (Detektion) erfolgt mit einem Thermoelement: eine Kontaktstelle ist mit dem Probenstrahl gekoppelt, die andere mit dem Background-Strahl: sind die Intensitäten beider Strahlen identisch, wird keine Kontaktspannung induziert.

Absorbiert die Probe jedoch, wird ihr Strahl gegen den Vergleichsstrahl abgeschwächt und es entsteht eine Kontaktspannung. Diese Spannung induziert den Thermostrom, der mit dem Motor einer Kammblende gekoppelt ist, die dadurch soweit in den Vergleichsstrahl geschoben wird und ihn abschwächt, bis wieder keine Spannung anliegt, weil seine Intensität auf die des Probenstrahls reduziert wurde. Die Bewegung der Blende ist so der Transmission der Probe direkt proportional. Die Bewegung der Blende ist mit dem Schreiber gekoppelt.

9. Kernmagnetische Resonanzspektroskopie (nuclear magnetic resonance spectroscopy, NMR)

Atomkerne können in einem Magnetfeld eine energieärmere und eine energiereichere Stellung einnehmen. Durch Energiezufuhr in Form von Radiowellen können die in der energieärmeren Stellung befindlichen Kerne in die energiereichere Stellung angehoben werden (Kernresonanz). Von hier fallen die Kerne unter Energieabgabe wieder in die energieärmere Position zurück. Die Anregung ist jedoch nur möglich, wenn die Energie genau der Differenz zwischen energieärmerer und energiereicherer Position entspricht. Die Energieaufnahme wird im Kernresonanzspektrum registriert. Die Größe der zur Kernresonanz erforderlichen Energie hängt von den Bindungsverhältnissen des entsprechenden Atoms ab. Die Fläche unterhalb der Kernresonanz-Signale ist der Zahl der angeregten (d.h. in Resonanz befindlichen) Atome proportional.

Kernspin und magnetisches Moment

Die Drehung der Atomkerne (beim Wasserstoff des Protons) um die eigene Achse heißt Kernspin. Er ist die Ursache des permanenten magnetischen Moments der Atomkerne. Dadurch wirkt das Proton wie ein Stabmagnet mit Nord- und Südpol, wobei die Lage der Pole von der Drehrichtung abhängt. Der Spin eines Kernes ergibt sich aus der Summe der Spins von Protonen und Neutronen. Es besitzen aber nicht alle Kerne einen Spin: Atome mit gerader Ordnungs- und Massenzahl haben keinen resultierenden Spin (g/g-Kerne). Ist mindestens eine der Zahlen ungerade (u/g-, g/u-, u/u-Kerne), tritt ein resultierender Spin auf.

Verhalten von Wasserstoffkernen im Magnetfeld

Bei der NMR-Spektroskopie werden Moleküle in ein homogenes, statisches Magnetfeld gebracht. Der rotierende Kernkreisel wird dadurch neben seiner schon vorhandenen Rotation um die eigene Achse zu einer Präzessionsbewegung angeregt, wobei die Kernachse einen Präzessionsdoppelkegel beschreibt. Da es für diese Präzessionsbewegung zwei bevorzugte Richtungen gibt, kommt es zur Richtungsaufspaltung und folglich zur Energieaufspaltung: Die meisten Kerne präzessieren im energieärmeren Zustand in Richtung des Magnetfeldes (E_1), ein Teil der Kerne präzessiert aber im höheren Energiezustand, nämlich entgegen dem äußeren Magnetfeld (E_2). Die beiden Energiezustände E_1 und E_2 heißen Zeeman-Niveaus. Dieser Umstand, dass nämlich ein Teil der Kerne in Richtung des Magnetfeldes ausgerichtet ist, ein anderer Teil dagegen in entgegengesetzter Richtung, heißt Besetzungsunterschied. Er lässt sich aus der Boltzmann-Gleichung ermitteln:

$$\frac{N_1}{N_2} = e^{-\frac{\Delta E}{kT}}$$

Da ΔE ja der Feldstärke H_0 proportional ist, übt H_0 einen entscheidenden Einfluss auf den Besetzungsunterschied aus. Die zur Überführung des Kerns aus dem energieärmeren (E_1) in den energiereicheren Zustand (E_2) aufzuwendende Energie ΔE (Wechsel zwischen zwei Zeeman-Niveaus) beträgt:

$$\Delta E = \gamma \cdot \frac{h}{2\pi} \cdot H_0$$

Da die Mehrzahl der Kerne in Richtung des äußeren Magnetfeldes angeordnet ist, ist auch die Resultierende aus allen einzelnen Feldstärken in Richtung des äußeren Feldes. Daraus ergibt sich ein nach außen wirksames, dem äußeren Feld gleichgerichtetes Magnetfeld. Weil der magnetische Feldvektor der Probe dabei parallel zur Achse des Präzessionsdoppelkegels ausgerichtet ist, bezeichnet man diese Magnetisierung als longitudinale Magnetisierung.

Die Präzession verläuft mit der Kreisfrequenz ω. Für ihre Abhängigkeit von der magnetischen Feldstärke gilt die Larmor-Gleichung:

$$\Delta E = \gamma \frac{h}{2\pi} H_0 = h \cdot \nu \qquad => \qquad \nu = \gamma \frac{1}{2\pi} H_0 \qquad mit: \omega = 2\pi \cdot \nu$$

$$=> \qquad \omega = \gamma \cdot H_0$$

Daraus folgt: Die Kreisfrequenz der Präzession ist der magnetischen Feldstärke proportional! Die gyroskopische Konstante ist für jedes Element charakteristisch.

Kernresonanz und Quermagnetisierung

In der NMR-Spektroskopie wird der Besetzungsunterschied durch Energiezufuhr ausgeglichen. Die Energie ΔE wird mit Radiowellen zugeführt. Sie haben zwei Wirkungen:

a) Kernresonanz

Voraussetzung ist die Erfüllung der Resonanz-Bedingung: Die Frequenz des Radiosenders ν_0 muss gleich der Präzessionsfrequenz des Kerns $\omega = 2\pi \cdot \nu$ sein:

$$\nu_0 = 2\pi \cdot \nu$$

Gilt dies, geht die Präzession des entsprechenden Kerns in die energiereichere Stellung über, was man als Kernresonanz bezeichnet („Regenschirm im Wind"). Der Feldvektor des Kerns wird damit um 180° gedreht, ist aber weiterhin dem äußeren Feld parallel.

b) Quermagnetisierung (Transversale Magnetisierung)

Gelegentlich wird der Feldvektor des Kerns nicht um 180°, sondern lediglich um 90° gedreht, was einer Drehung in Querrichtung zur ursprünglichen Richtung entspricht. Dies bezeichnet man als Quermagnetisierung. Der bezüglich des äußeren Feldes um 90° gedrehte Feldvektor des Kerns steht nun nicht still, sondern rotiert in einer Ebene (senkrecht zum äußeren Magnetfeld). Dabei schneidet er periodisch die hier angebrachte Spule, in der so eine Spannung induziert wird (Kerninduktion), die als Kernresonanz-Signal registriert wird. So wird gewissermaßen die Aktivität des Radiosenders durch „Vermittlung" der Kerne an der Empfängerspule gemessen.

Für die NMR-Spektroskopie ist nur die Quermagnetisierung als Folge des Radioimpulses relevant, da nur sie ein Kernresonanz-Signal liefert. Verwendet man Radiowellen sehr hoher Intensität, sollte der Besetzungsunterschied vollständig aufgehoben werden, da nun alle Kerne im energiereicheren Zustand sind. In diesem Zustand (Sättigung der Kerne) würde kein Resonanz-Signal mehr empfangen, da alle Kerne ständig quermagnetisiert wären.

Zu dieser Sättigung kommt es jedoch nicht, da die Kerne nicht im Zustand der Quermagnetisierung verbleiben, sondern unter Energieabgabe wieder in die energieärmere Position der longitudinalen Magnetisierung zurückfallen (Relaxation). Die Zeitdauer der Relaxation heißt Relaxationszeit. Lange Relaxationszeiten führen zur Kernsättigung und so zur Schwächung der Intensitäten; kurze Relaxationszeiten führen zur Verbreiterung der Signale.

Messung des NMR-Spektrums

Hierzu werden ein Elektromagnet (äußeres homogenes Magnetfeld), ein Hochfrequenzsender (Radioimpuls) sowie ein Empfänger (Detektion der Kerninduktion) benötigt. Grundsätzlich gibt es gibt zwei Messverfahren:

a) Continuous-Wave-Verfahren (CW-Verfahren)
Zur Herbeiführung von Kernresonanz nach den CW-Verfahren gibt es nach der Larmor-Gleichung zwei Möglichkeiten:
Frequenz-sweep-Methode: Bei konstanter Feldstärke H, d.h. konstanter Präzessions-frequenz ω der Kerne, wird die Frequenz der Radiowellen kontinuierlich verändert, bis sie der Präzessionsfrequenz entspricht.
Feld-sweep-Methode: Bei konstanter Radiofrequenz wird die Feldstärke H des E-Magneten kontinuierlich verändert, bis die Präzessionsfrequenz der Kerne der Radiofrequenz entspricht.

b) Spin-Koppelung
Abhängig von der Zahl der benachbarten H-Atome spaltet sich das Signal eines Protons in mehrere Linien auf. Der Abstand zwischen den Linien eines aufgespaltenen Signals heißt Kopplungskonstante J [Hz]. Die Signale mit Spin-Kopplung werden charakterisiert durch die chemische Verschiebung δ, die Zahl der Protonen, die Zahl der Maxima und die Kopplungskonstante J. Die Zahl der Linien eines Signals (Z) hängt von der Zahl der benachbarten Wasserstoffatome n ab:

$$Z = n + 1$$

Der Spin von Protonen kann zwei unterschiedlichen Richtungen aufweisen, woraus auch zwei mögliche Richtungen des magnetischen Moments resultieren. Bei äquivalenten Protonen innerhalb eines Moleküls sind beide Spin-Richtungen statistisch verteilt. Da eine Richtung dem äußeren Feld gleichgerichtet, die andere diesem entgegengerichtet ist, kommt es jeweils zu einer Verstärkung bzw. Schwächung des äußeren Feldes. Dies wirkt sich auch noch auf das benachbarte H-Atom aus, sodass für die Hälfte (statistisch) der Nachbar-H-Atome eines Protons eine Tieffeldverschiebung, für die andere Hälfte der Nachbar-H-Atome eine Hochfeldverschiebung erforderlich ist, um Kernresonanz zu erzeugen. Auf diese Weise kommt es zur Aufspaltung des Signals eines Protons in zwei Linien gleich großer Intensität bei etwas tieferen und höheren δ-Werten.

Sind an ein C-Atom zwei H-Atome gebunden, gibt es für die Richtung ihrer Kernspins 3 Möglichkeiten:
- beide Protonen mit parallelem Spin ($\uparrow\uparrow$), dem äußeren Feld gleichgerichtet (25%)
- beide Protonen mit parallelem Spin ($\downarrow\downarrow$), dem äußeren Feld entgegengerichtet (25%)
- beide Protonen mit anti-parallelem Spin ($\uparrow\downarrow$) oder ($\downarrow\uparrow$) (50%)

Das heißt, in 25% der Protonen muss das äußere Feld verstärkt werden, in 25% muss es abgeschwächt werden und in 50% wird es nicht beeinflusst. Dadurch verhalten sich die Intensitäten der Peaks wie 1:2:1. Ganz allgemein verhalten sich die Intensitäten der Aufspaltungen wie die Binomialkoeffizienten des Pascal'schen Dreiecks.

Chemische Verschiebung
Wasserstoffatome, die gleich gebunden sind, sind „chemisch äquivalent"; Wasserstoffatome, die bei der gleichen Feldstärke H Kernresonanz zeigen, sind „magnetisch äquivalent". Die Lage der Kernresonanz-Signale magnetisch nicht äquivalenter Atome wird auf eine Standard-Substanz bezogen. Die relative Entfernung eines Probe-Signals vom Standard-Signal heißt „chemische Verschiebung δ". Als Standard wird dem Signal der zwölf magnetisch äquivalenten H-Atome des Trimethylsilans (TMS) $(CH_3)_4Si$ die chemische Verschiebung $\delta = 0$ zugeordnet. Die Einheit der chem. Verschiebung ist $[\delta]$ = ppm. Für die Frequenz-sweep-Methode gilt:

$$\delta[ppm] = \frac{\omega_0(\text{Pr}obe) - \omega_0(TMS)}{\omega_0(TMS)}$$

Bei der Feld-sweep-Methode verwendet man statt der Kreisfrequenzen die Feldstärken H. 1 ppm entspricht einer Veringerung der Feldstärke H um ein Millionstel. Das heißt, je größer die δ-Werte, desto geringer ist die für die Kernresonanz erforderliche Feldstärke H. Um die Gegenläufigkeit von Verschiebung und Feldstärke zu vermeiden, verwendet man auch die τ-Skala, bei der dem TMS-Signal eine Verschiebung von $\tau = 10$ ppm zugeordnet wird. Es gilt dann:

$$\tau = 10 - \delta \, [ppm]$$

Damit erhalten große Verschiebungen kleine τ-Werte und umgekehrt. Die τ-Werte sind so der Feldstärke proportional.

Die chemische Verschiebung hängt mit der Abschirmung oder Entschirmung des äußeren Feldes zusammen. Nach der Larmor-Gleichung ist die Präzessionsfrequenz des Kerns von der magnetischen Feldstärke H abhängig. Die am Ort des entsprechenden Kerns vorliegende, effektive Feldstärke H_{eff} kann jedoch von der erzeugten Feldstärke H_0 verschieden sein.

Hohe Elektronendichte in der Umgebung führt zur Abschirmung des Atoms. Für die Kernresonanz muss diese Abschirmung durch Verstärkung des äußeren Feldes kompensiert werden. Es kommt zur Verschiebung der Signale ins höhere Feld (Hochfeldverschiebung), die δ-Werte werden kleiner. Bestimmte Strukturelemente bewirken eine Verstärkung des äußeren Feldes, sodass die äußere Feldstärke zur Herbeiführung der Resonanz verringert werden muss. Hieraus resultiert eine Verschiebung der Signale ins tiefere Feld (Tieffeldverschiebung) mit erhöhten δ-Werten. Die chemische Verschiebung ermöglicht somit erst die NMR-Spektroskopie, da unterschiedlich gebundene Atome durch Ab- bzw. Entschirmung unterschiedliche δ-Werte zeigen.

Die chemische Verschiebung wird durch verschiedene Faktoren beeinflusst: Ein wichtiger Parameter ist die Elektronendichte des C-Atoms, an das der Wasserstoff gebunden ist: Sind an dieses C elektronegative Atome gebunden, verringert sich Elektornendichte und es kommt zur Entschirmung. Ein weiterer Effekt ist die magnetische Anisotropie: Beim Einbringen von Aromaten in das Magnetfeld wird in der Ebene des Benzolrings ein Ringstrom induziert, der ein magnetisches Sekundärfeld H_i erzeugt. Nach der Lenz'-schen Regel ist dieses Sekundärfeld dem äußeren Feld H_0 entgegengerichtet. Da die Feldlinien des Sekundärfeldes in geschlossenen Kurven verlaufen, existieren um Benzolkerne zwei verschiedene magnetische Bereiche (Anisotropie): Ober- und unterhalb der Ringebene ist das Sekundärfeld dem äußeren Feld entgegengerichtet (Abschirmungskegel); es kommt zur Abschwächung von H_0. Bei H-Atomen innerhalb des Kegels kommt es deshalb zur Hochfeld-Verschiebung. Außerhalb des Abschirmungskegels verlaufen äußeres Feld und Sekundärfeld parallel. In diesem Entschirmungsbereich kommt es zur Verstärkung von H_0. Bei H-Atomen in diesem Bereich resultiert eine Tieffeld-Verschiebung.

10. Literatur

0. Grundlagen
- Instrumentelle Analytik (Springer, 1996). Skoog D., Leary J.
- Instrumentelle pharmazeutische Analytik (DAVG 2003). Rücker G., Neugebauer M., Willems G.
- Chromatographie (Vogel 1997). Böcker J.
- Spektroskopie (Vogel 1997). Böcker J.
- Instrumentelle Analytische Chemie (Spektrum 2001). Cammann K.

1. High Performance Liquid Chromatography
- Einführung in die HPLC (Vieweg 1996). Lindsay S.
- HPLC richtig optimiert (Wiley-VCH 2006). Kromidas S.
- Modern HPLC for Practicing Scientists (Wiley & Sons 1996). Dong W.

2. Gas-Chromatographie
- Gaschromatographie (Vieweg 2002). Engewald W, Struppe H.
- Gaschromatographie in Bildern (Wiley-VCH 2003). Kolb B.
- Modern Practice of Gas Chromatography (Wiley & Sons 2004). Barry E.

3. Atomabsorptions-Spektroskopie
- Atomabsorptionsspektrometrie (Wiley-VCH 1997). Welz B., Sperling M.

4. Atomemissions-Spektroskopie (Flammen-Photometrie)
- Analytical Atomic Spectrometry with Flames and Plasmas (Wiley-VCH 2002), Broekaert J.

5. Polarographie
- Polarographie und Voltammetrie (Springer 2001). Henze G.

6. UV-VIS-Spektrometrie
- UV-VIS-Spektroskopie für Anwender (Wiley-VCH 1998). Gottwald W., Heinrich K.

7. Fluorimetrie
- Spektroskopie (Vogel 1997). Böcker J.
- Instrumentelle Analytische Chemie (Spektrum 2001). Cammann K.

8. Infrarot-Spektrometrie
- IR-Spektroskopie (Wiley-VCH 2003). Günzler H., Gremlich H.-U.

9. Kernmagnetische Resonanzspektroskopie
- Understanding NMR Spectroscopy (Wiley & Sons 2005). Keeler J.
- NMR Spectroscopy in Drug Development and Analysis (Wiley-VCH 1999). Holzgrabe U., Wawer I.
- Current Developments in Solid State NMR Spectroscopy (Springer 2003). Müller N., Madhu P.